ANTICOAGULACIÓN REGIONAL CON CITRATO EN TÉCNICAS CONTÍNUAS DE REEMPLAZO RENAL

Autores:

María Galindo Martínez

Alejandro Ortín Freire

Águeda Ojados Muñoz

Salvador Moreno Aliaga

Luis Herrera Para

Roberto Jiménez Sánchez

Sergio Rebollo Acebes

Ángel Fernández Martínez

ISBN 978-8460888635

ANTICOAGULACIÓN REGIONAL CON CITRATO EN LAS TÉCNICAS CONTÍNUAS DE REEMPLAZO RENAL

INDICE :

1. INTRODUCCIÓN

Durante la terapia continua de reemplazo renal (TCRR), normalmente es preciso realizar la anticoagulación del circuito extracorpóreo para evitar su coagulación, conservar el rendimiento del filtro, optimizar la duración del circuito y evitar pérdidas de sangre debidas a la coagulación del circuito.

Hasta ahora la forma más extendida ha sido la anticoagulación con heparina pero su desventaja radica en que produce anticoagulación sistémica, lo que aumenta el riesgo de sangrado. Además, es posible que la heparina no proporcione una anticoagulación idónea en pacientes con activación intrínseca del sistema de coagulación, déficit de antitrombina III o evidencias de coagulación intravascular. Por otra parte, a pesar de la baja incidencia de trombocitopenia inducida por heparina, es posible que no pueda emplearse la heparina en algunos casos inducidos por ella.

La antiocoagulación con citrato (comercializado como: citrato trisódico) se basa en la capacidad del citrato de quelar el calcio iónico impidiendo la activación de la cascada de la coagulación.

Se precisa conseguir una concentración de citrato en sangre de entre 3-6 mmol/l para mantener un calcio iónico postfiltro < 0.35 mmol/l. Con niveles como estos se inhibe la formación del coágulo.

La anticoagulación es **regional**. Posteriormente se administra calcio en el retorno del filtro, o por otra vía del paciente, para antagonizar el efecto. Así en el circuito no habrá apenas calcio pero el paciente tendrá sus niveles normales.

El citrato consigue una duración de los filtros mayor que la heparina con menor riesgo de sangrado.

Precisa un control cuidadoso de los niveles de calcio iónico del paciente y del circuito.

Así quedaría el circuito en HDFVVC:

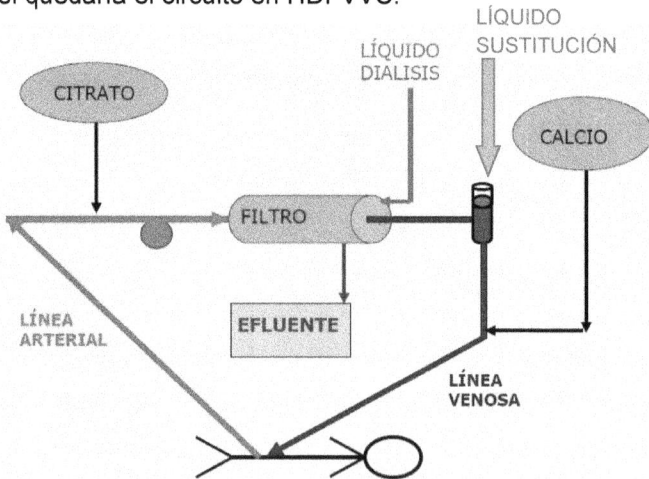

2. ADMINISTRACIÓN

La anticoagulación es **regional** (sólo el circuito). El citrato es administrado prefiltro. Posteriormente se administra calcio en el retorno venoso del circuito, o por otra vía del paciente, para antagonizar el efecto del citrato. De manera que en el circuito no habrá apenas calcio pero el paciente tendrá sus niveles normales.

Para lograr nuestro objetivo se precisa conseguir una concentración de citrato en la sangre del circuito de entre 4-6 mmol/l, sólo así mantendremos un calcio iónico en el sistema < 0.35 mmol/l y la formación del coágulo quedará inhibida. (1,2). La velocidad de infusión del citrato se ajustará por tanto a este objetivo.

Las complicaciones asociadas a su uso (alteraciones del equilibrio ácido-base, hipernatremia, disbalance del calcio) así como la dificultad de la técnica se han solventado con la aparición de sistemas integrados de citrato-calcio en los monitores de terapias continuas (el control de todas las bombas se realiza por un mismo software), logrando un control estricto de la complicaciones, simplificando la técnica y permitiendo un uso seguro del mismo (3,4) siendo hoy en día la mejor alternativa en aquellos pacientes con alto riesgo de sangrado y con trombocitopenia inducida por heparina (5,6,7,8).

El citrato se comercializa como citrato trisódico. Es una sal de ácido cítrico (una molécula de citrato con tres iones de sodio).

Clásicamente se han descrito dos métodos de anticoagulación con citrato. Se diferencian en la concentración de la solución de citrato usada. Así hablamos de: **citrato "concentrado"** (9) y de **citrato "diluído"** (10).

El primero de ellos usa citrato trisódico al 4%, con una concentración de citrato de 136 mmol/l y 408 mmol/l de sodio. Es administrado prefiltro, a ritmos aproximados de 200 ml/h. La reposición se realiza 100% postfiltro con una solución de sustitución baja en calcio (1.5 mmol/l) y con bicarbonato (22-35 mmol/l) como base tamponadora (Qr 800-1200 ml/h). El baño de diálisis (en caso de ser preciso) debe ser bajo en sodio (133 mmol/l), libre de calcio (0 mmol/l) y con propiedades alcalinas (Bic 20 mmol/l) (Qd 1500-2500 ml/h). El ritmo de reposición y de diálisis dependerá de la dosis de tratamiento que queramos alcanzar. Posteriormente se administrará la reposición de calcio postfiltro, preparada con cloruro o gluconato cálcico al 10%. Ritmo de reposición de 2-3 mmol/h. No existe comercializada ninguna solución de calcio. Cada servicio preparará la suya e introducirá la concentración de la misma en el software del sistema.

El método del citrato diluído emplea una dilución de citratro trisódico que oscila entre los 12 mmol/L (Bellco) y los 18 mmol/l (Baxter) de citrato y 140 mmol/l de sodio. En este caso el citrato forma parte del líquido de reposición, se administra prefiltro con velocidades de infusión mayores para conseguir el efecto anticoagulante deseado en comparación con soluciones de citrato más concentradas (1.000-1.800 ml/h). La reposición postfiltro por tanto es mínima, dependerá de la dosis de convección que queramos administrar, y se realiza con los mismos líquidos de sustitución empleados en el método anterior. El baño de diálisis y la reposición de calcio se manejarían de forma similar.

Ambas diluciones están comercializadas en la actualidad en Europa.

Ambos métodos han demostrado su eficacia en cuanto a la supervivencia de los circuitos.

3. MONITORIZACIÓN

Dado el potencial riesgo de alteraciones electrolíticas y del equilibrio ácido-base es preciso establecer un control analítico estrecho.

Se recomienda:

-Gasometría sistémica cada 6 h para controlar fundamentalmente el calcio iónico, sodio, pH y bicarbonato.

-Hemograma, Coagulación y Bioquímica en la que se debe incluir niveles de calcio total, magnesio y fósforo cada 24 h

-Función hepática cada 48 h

La necesidad de monitorizar el nivel de calcio en el circuito vendrá determinada por el método empleado para administrar el citrato. La supervisión no es necesaria si la dosis de citrato se fija en relación con el flujo de sangre y éste se mantiene constante. Si la dosis de citrato no se fija a una velocidad de flujo constante de sangre entonces los niveles de calcio iónico post-filtro se deben medir por lo menos cada seis horas y la infusión de citrato se ajustará para lograr un calcio iónico <0,35 mmol / L.

Una vez que se alcanza el estado de equilibrio después de 48 a 72 horas de iniciado el tratamiento, y si el paciente permanece estable, el seguimiento de los electrolitos se puede distanciar cada 8-12 horas.

Si el control es adecuado las complicaciones asociadas con la anticoagulación con citrato son infrecuentes.

4. COMPLICACIONES

El citrato se elimina por los filtros de los sistemas de terapias contínuas en un porcentaje del 60-70% (con los flujos de tratamiento habituales). Esto quiere decir que una pequeña parte de las moléculas de citrato (30-40%) van a llegar al paciente y van a ser metabolizadas por él.

El citrato es metabolizado a través del ciclo de Krebs en hígado, músculo y corteza renal. Un mol de citrato produce tres de bicarbonato sódico. El calcio ionizado es liberado y la acción anticoagulante finaliza.

Por tanto una parte de las moléculas de citrato infundidas en el circuito van a llegar al paciente y van a ser metabolizadas por él (un mol de citrato→3 moles de bicarbonato sódico). El complejo citrato-calcio se rompe quedando el calcio liberado.

Si la cantidad de citrato que llega al paciente resultara excesiva las consecuencias inmediatas serían por tanto evidentes: hipernatremia y alcalosis metabólica.

Algunos pacientes pueden tener dificultades para llevar a cabo el metabolismo del citrato. Se acumularía citrato sin metabolizar y desarrollarían toxicidad por el mismo. En éste caso observaríamos una situación de acidosis metabólica (con anión GAP elevado) y una fuerte caída en los niveles de calcio iónico del paciente con calcio total elevado. Hipofosforemia e hipomagnesemia. El gold estándar para el diagnóstico de ésta complicación es la medición directa de la concentración de citrato en plasma, sin embargo ésta determinación no suele estar disponible en la práctica diaria. El dato analítico que lo sustituye es el **ratio Ca total/Ca iónico**. El valor normal de este ratio es 2; es decir, el calcio total suele ser el doble del iónico. Valores del ratio ≥ 2.5 indican intoxicación. Llegados a este caso habría que plantearse suspender la técnica, al menos temporalmente. Éste ratio debe ser calculado a diario.

Las condiciones clínicas ligadas a mayor riesgo de metabolismo de citrato inadecuado son el fallo hepático severo, trasplante hepático y el shock séptico o cardiogénico con hipoperfusión tisular orgánica.
En éstos pacientes, los parámetros de función hepática clásicamente establecidos, tales como las transaminasas y la bilirrubina, mostraron capacidades predictivas pobres con respecto al desarrollo de intoxicación por citrato, siendo la cifra de lactato sérico (≥ 3.4 mmol/l) y el tiempo de protrombina (≤ 26% o ≥ 33 seg) los mejores predictores de ésta complicación (11).

Cada vez son más los trabajos que demuestran una adecuada tolerancia a la anticoagulación con citrato en los pacientes con cirrosis hepática compensada o en el fallo hepático agudo (7,12,13,14,15) al no encontrarse en ellos mayor número de complicaciones metabólicas. Una monitorización más frecuente (cada 4h) sería de obligado cumplimiento para garantizar la seguridad del enfermo, así como objetivos más altos que de costumbre para el calcio ionizado en el sistema (<0,5 mmol/l). Para ello, se pautará una concentración de citrato en sangre de 2,5-3 mmol/l. Ésta estrategia es capaz de garantizar una adecuada vida de filtro (16) disminuyendo el riesgo de acumulación de citrato.

Podemos concluir que no existe ninguna contraindicación absoluta para el uso del citrato. Sin embargo, se debe aplicar con especial precaución en entornos clínicos caracterizados por insuficiencia hepática grave/trasplante de hígado o en situaciones de severa acidosis láctica secundaria a hipoperfusión hepática y a hipoxia intracelular grave (choque séptico o cardiogénico).

Resumiendo pues:

Las **complicaciones derivadas de la acumulación de citrato** (por disminución de su metabolismo) son:

- **Acidosis metabólica** con anión gap elevado.
- **Calcio ionizado bajo.**
- el citrato también es un quelante del **fósforo y magnesio**, los niveles de estos iones también **van a disminuir**.

Por otra parte, como ya se ha mencionado, hay un % de citrato que se elimina en el filtro. La cantidad que se pierde en el filtro va a depender del flujo de sangre (Qs) y del flujo de diálisis (Qd) que pautemos. Con flujos bajos de Qs o de Qd la pérdida de citrato en el filtro disminuye llegando más citrato al paciente. Si el paciente tiene una función hepática conservada va a metabolizar ese exceso de citrato que recibe dando lugar a **complicaciones por aporte excesivo** que son:

- **alcalosis metabólica**
- **hipernatremia**

Con lo expresado previamente está claro que se pueden presentar alteraciones metabólicas si se realizan cambios en Qs, en el Qd, en el flujo de citrato y en el ultrafiltrado, ya que la cantidad de sustrato de amortiaguador que entra a la circulación sistémica varía. Por tanto, para asegurar que la cantidad de amortiguador que ingrese al paciente sea constante, los flujos calculados para la terapia extracorpórea no deben modificarse y sólo se deben permitir ajustes de los flujos con el fin de corregir estados de alcalosis o acidosis metabólica.

Cómo controlaremos las complicaciones:

-El posible desequilibrio del calcio va a ser controlado por la monitorización de los niveles de calcio iónico. De la misma manera se vigilarán los niveles de fósforo y magnesio para reponerlos en caso necesario.

-Las derivadas del metabolismo del citrato (hipernatremia y desequilibrios del estado ácido-base) se manejarán ajustando el flujo de diálisis y el de sangre, con ello aumentamos o disminuimos la eliminación de citrato eliminación por el filtro. (ver tablas más abajo)

5. INDICACIONES

La anticogulación con citrato se ha presentado como una alternativa en aquellos pacientes con riesgo de sangrado alto.

De aquí a atrás ha sido una alternativa no usada como primera elección.

Antiguamente la indicación ha seguido este algoritmo:

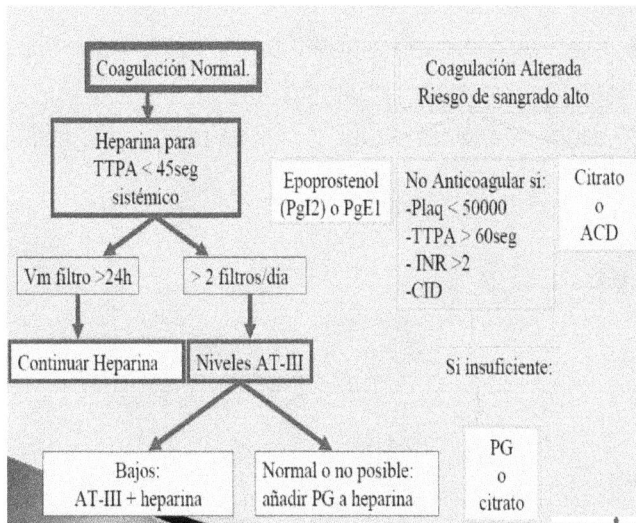

Recientemente (2.012), en las **guías K-digo**, se propone la anticoagulación con citrato como alternativa de elección. Es preciso un entrenamiento adecuado y seguir estrictos protocolos para minimizar los riesgos. (7)

En las citadas guías K-digo (8) sugieren, de forma generalizada, para la anticoagulación de los circuitos, el uso del citrato antes que el de heparina, en pacientes sin contraindicaciones para el mismo (2B)

Si existen contraindicaciones para el citrato sugieren usar heparina (no fraccionada o de bajo peso molecular) (2C) antes que otros anticoagulantes.

Para pacientes con riesgo aumentado de sangrado sugieren la anticoagulación regional con citrato antes que la no anticoagulación en pacientes sin contraindicaciones para el citrato. (2C)

Las recomendaciones de las Kdigo se podrían resumir así:

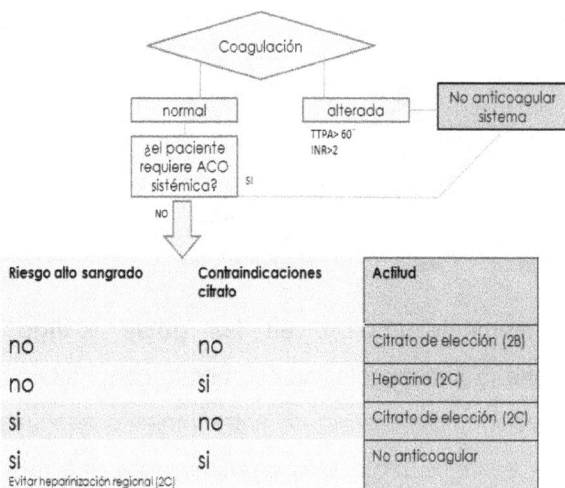

Riesgo alto sangrado	Contraindicaciones citrato	Actitud
no	no	Citrato de elección (2B)
no	si	Heparina (2C)
si	no	Citrato de elección (2C)
si	si	No anticoagular

Evitar heparinización regional (2C)

6. PROTOCOLO DE INICIO:

6.1 MATERIAL NECESARIO:

El material necesario dependerá de la casa comercial elegida para trabajar el citrato. En nuestra unidad se realiza con la casa comercial Fresenius.

Necesitamos:

- Monitor MultiFiltrate de Fresenius con módulo integrado de Ci-Ca

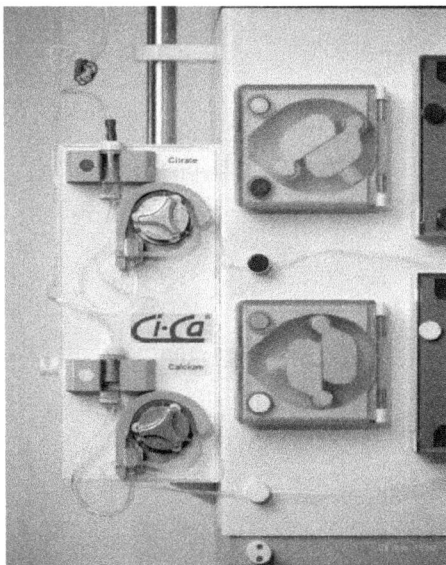

- Kit de multifiltrate para Ci-Ca (Fresenius): contiene todas las **líneas** y el **filtro de polisulfona Ultraflux AV 1000S**. El circuito tiene de particular que en la línea de salida y entrada al enfermo se incorporan las líneas del citrato y del calcio respectivamente.

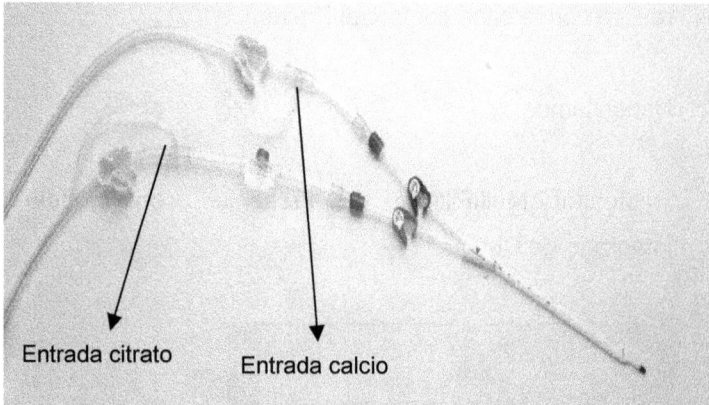

Entrada citrato   Entrada calcio

- **Líquido de diálisis SIN CALCIO: Dialysate K4 ®lus** de Ci-Ca (Fresenius): libre de calcio y con menor concentración de bicarbonato. Bolsas de 5 L.
- Solución de **citrato trisódico 4%** (Fresenius) (136 mmol/l). Bolsas de 1 litro. Consumo aproximado 2 bolsas/día.
- **Líquido de sustitución Multibic 4K** (Fresenius). LA SUSTITUCIÓN SIEMPRE SE HARÁ POSTFILTRO.
- **Solución de Calcio**. No existe comercializada ninguna solución de calcio. En nuestro servicio se

solicitará a Farmacia que prepare una **dilución de calcio 98 mmol/l** (bolsas de 1 litro de SF 0.9%).

Mientras se alcance esa concentración nos da igual que se prepare con gluconato que con cloruro cálcico.

- Analizador de calcio iónico dentro de la unidad o disponibilidad del análisis en menos de 5 min.

6.2 INICIO DE LA TÉCNICA:

- CEBADO:

Seguimos instrucciones del fabricante.

Cebamos con 1 litro de SF 0.9% SIN HEPARINIZAR.

Elegimos modalidad Ci-Ca en pantalla principal.

En la barra portasueros colocamos: delante el citrato, detrás el calcio.

Clampamos las líneas de reposición del calcio y del citrato. Colocar las cámaras en los portacámaras:

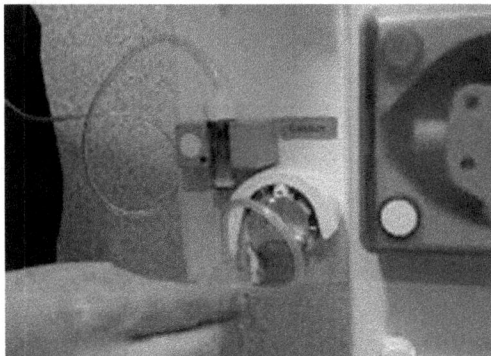

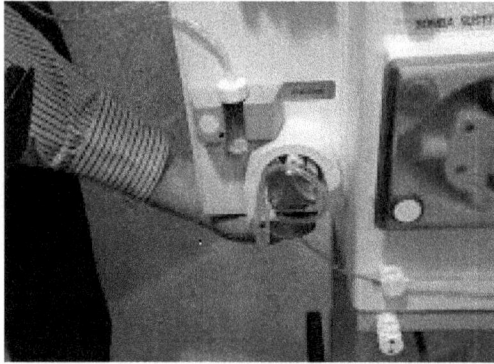

- PROGRAMAR UN TRATAMIENTO:

Para establecer los parámetros de tratamiento se
seguirán las siguientes tablas:

Dosis en HDFVVC (tabla 1):

Ci-Ca® postCVVHDF
Configuración inicial para hemodiafiltración
con citrato con la multiFiltrate Ci-Ca®

Dosis total = suma de → Flujo de diálisis → Substituate flow	Flujo de sangre	Dosis de citrato (4 % citrato)	Dosis de calcio
2400 ml/h → 1600 ml/h → 800 ml/h	80 ml/min	5,0 mmol/l	1,7 mmol/l
3000 ml/h → 2000 ml/h → 1000 ml/h	100 ml/min	5,0 mmol/l	1,7 mmol/l
3600 ml/h → 2400 ml/h → 1200 ml/h	120 ml/min	5,0 mmol/l	1,7 mmol/l
4200 ml/h → 2800 ml/h → 1400 ml/h	140 ml/min	5,0 mmol/l	1,7 mmol/l
4800 ml/h → 3200 ml/h → 1600 ml/h	160 ml/min	5,0 mmol/l	1,7 mmol/l

Dosis en HDVVC (tabla 2):

Ci-Ca® CVVHD
Configuración inicial para hemodiálisis con citrato
con la multiFiltrate Ci-Ca®

Dosis global ≈ Flujo del líquido de Diálisis	Flujo de sangre	Dosis de citrato	Dosis de calcio
1600 ml/h	80 ml/min	4,0 mmol/l	1,7 mmol/l
2000 ml/h	100 ml/min	4,0 mmol/l	1,7 mmol/l
2200 ml/h	110 ml/min	4,0 mmol/l	1,7 mmol/l
2600 ml/h	130 ml/min	4,0 mmol/l	1,7 mmol/l
3000 ml/h	150 ml/min	4,0 mmol/l	1,7 mmol/l
3200 ml/h	160 ml/min	4,0 mmol/l	1,7 mmol/l
3600 ml/h	180 ml/min	4,0 mmol/l	1,7 mmol/l

Recordar que, al inicio del tto, hay que mantener siempre una relación :
Qd:Qs de 20:1 y Quf:Qs de 10:1

Ésta relación se perderá en caso de que haya que hacer correcciones por tendencia a la alcalosis o a la acidosis. Ver tabla 5 más adelante.

6.3 A TENER EN CUENTA:

-para cambiar bolsas de citrato o de calcio: escape/tratamiento/ cambio de bolsa Ci-Ca.

-para cambiar bolsas de multibik o dialysate: escape/tratamiento/cambio de bolsas.

- si los niveles de la cápsula de citrato o de calcio estuvieran bajos presionar la cápsula, sin sacarla de su sitio, como se hace con los sueros.

- si los niveles de las cápsulas de citrato o de calcio estuvieran altos, sacar la cápsula de su sitio, presionarla y bajar el suero para que el excedente refluya hacia éste.

- se puede cambiar el tratamiento de citrato a heparina y viceversa sin cambiar el equipo. Escape/tratamiento/desconectar Ci-Ca.

- si el paciente tuviera que ser desconectado para salir de la UCI, o por cualquier otro motivo dejaremos el circuito RECIRCULANDO. Para RECIRCULAR CON SUERO conectaremos salino en rama arterial. Cuando el detector óptico detecta suero nos pregunta en pantalla si queremos INTERRUMPIR TTO. Decimos que sí. Colocamos la pieza azul de recirculación para cerrar el circuito. Éste último paso no es indicado por la máquina

A su vuelta se empezarían con los flujos de citrato y calcio de inicio (5 y 1.7 mmol/l respectivamente si estamos trabajando en HDF) y se realizarían analíticas como al inicio de la técnica.

- Cambiar filtro cada 72 horas.

-la máquina contabiliza la perfusión de calcio y de citrato en sus balances.

La propia **enfermería** es la encargada de variar las dosis de citrato y calcio según las siguientes tablas:

TABLA DE AJUSTE DE DOSIS DE CITRATO Y CALCIO EN **HDFVVC** (tabla 3)

Ca $^{+2}$ venoso (extraer del pto venoso del HF)	Cambio de la dosis de citrato Bomba citrato/sangre	Ca $^{+2}$ sistémico (extraer de art/vena del pac.)	Cambio de la dosis de calcio Bomba calcio/ultrafiltrado
> 1.40 mg/dl	Incrementar 0.2 mmol/l	> 5.40 mg/dl	Reducir 0.4 mmol/l
1.21-1.40 mg/dl	Incrementar 0.1 mmol/l	4.81-5.40 mg/dl	Reducir 0.2 mmol/l
0.80-1.20 mg/dl	Ningún cambio (rango normal)	4.48-4.80 mg/dl	Ningún cambio (rango normal)
< 0.80 mg/dl	Reducir 0.1 mmol/l	4.00-4.47 mg/dl	Incrementar 0.2 mmol/l
		<4 mg/dl	Incrementar 0.4 mmol/l

TABLA DE AJUSTE DE DOSIS DE CITRATO Y CALCIO EN **HDVVC** (tabla 4)

Ca $^{+2}$ venoso (extraer del pto venoso del HF)	Cambio de la dosis de citrato Bomba citrato/sangre	Ca $^{+2}$ sistémico (extraer de art/vena del pac.)	Cambio de la dosis de calcio Bomba Calcio /ultrafiltrado
> 1.80 mg/dl	Incrementar 0.3 mmol/l	> 5.80 mg/dl	Reducir 0.4 mmol/l
1.60-1.80 mg/dl	Incrementar 0.2 mmol/l	5.30-5.80 mg/dl	Reducir 0.3 mmol/l
1.40-1.60 mg/dl	Incrementar 0.1 mmol/l	4.80-5.30 mg/dl	Reducir 0.2 mmol/l
1.00- 1.40 mg/dl	No cambios	4.50-4.80 mg/dl	No cambios
0.8-1.0 mg/dl	Reducir 0.1 mmol/l	4.20-4.50 mg/dl	Incrementar 0.2 mmol/l
0.6-0.8 mg/dl	Reducir 0.2 mmol/l	3.80-4.20 mg/dl	Incrementar 0.4 mmol/l
<0.6 mg/dl	Reducir 0.3 mmol/l	<3.80 mg/dl	Incrementar 0.6 mmol/l

La decisión de variar el flujo de sangre y/o el flujo de diálisis para el control de equilibrio ácido-base se reserva al **médico responsable**, que valorará periódicamente cambios de un 10%. En éste caso se perderá la relación 10:1 o 20:1 que se mantenía entre los flujos al comenzar el tto.

Alcalosis:

↓ flujo sangre (así baja de manera paralela el flujo de citrato) o ↑ flujo de diálisis (así aumenta la eliminación de bases) en un 10%

Acidosis:

↑ flujo de sangre (así aumenta tb el de citrato) o ↓ flujo de diálisis (para disminuir la eliminación de bases) en un 10%.

En la siguiente tabla se aconseja cómo mover los flujos según la cifra de bicarbonato.

Tabla 5

Ci-Ca® post CVVHDF: Estado Ácido-Base en relación con los flujos de sangre y de Dialysate

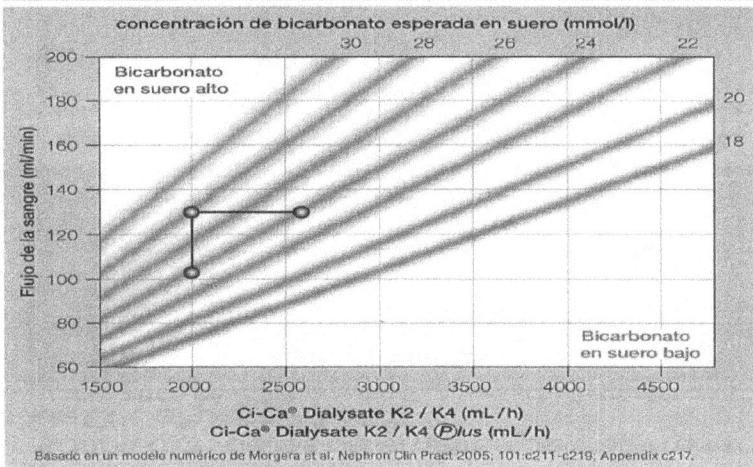

Basado en un modelo numérico de Morgera et al. Nephron Clin Pract 2005; 101:c211-c219; Appendix c217.

7. ESTUDIOS QUE COMPARAN CITRATO CON OTRAS MODALIDADES

Hasta ahora es mucha la bibliografía que aporta resultados favorables con el uso del citrato. Sus puntos fuertes son, fundamentalmente, la supervivencia de los filtros y la ausencia de complicaciones hemorrágicas. Oudemans, en 2.014, realizó un estudio comparativo en el que incluyó los tres grandes estudios randomizados multicéntricos publicados hasta esa fecha (17): el CASH (2.014), el OVLG (2.009) y el Hetzel trial (2.011).

En el CASH trial (18) se comparó citrato con anticoagulación sistémica con Heparina en 139 pacientes. No se encontraron diferencias en cuanto a mortalidad ni en recuperación de la función renal. El citrato fue superior en términos de seguridad (menos efectos adversos, p<0,001), eficacia (mayor supervivencia filtro, p= 0,02) y costes (p<0,001).

El OLVG trial (19) comparó citrato con nadroparina en 200 pac. Ambos mostraron una eficacia similar pero el citrato fue más seguro (menor número de complicaciones p<0,001). En un análisis secundario y por subgrupos el citrato fue particularmente beneficioso tras cirugía y en sepsis con fracaso multiorgánico, grupo éste en el que se objetivó mejor recuperación renal y disminución de mortalidad. Hecho que le atribuyó al citrato cierto papel como inmunomodulador.

Esta idea fue apoyada por datos experimentales que muestran que la degranulación de polimorfonucleares (PMN) y la activación de trombocitos que induce la diálisis se ven obstaculizados, de manera significativa, durante la anticoagulación con citrato ya que, son procesos ante todo dependientes del calcio iónico y pueden ser bloqueados por la administración de citrato (20, 21).

En el Hetzel trial (22) de nuevo se comparó citrato vs heparina sistémica en 170 pac. No encontraron diferencias significativas en el número de alteraciones del equilibrio ácido-base, ni en la reducción de los niveles de urea, ni en mortalidad. El grupo del citrato presentó mayor supervivencia de los filtros (p<0,001) y tuvieron un menor riesgo de sangrado. Sin embargo no encontraron diferencias en cuanto a supervivencia a los 30 días.

Hafner y cols compararon también citrato-heparina sistémica (23). Las dos modalidades fueron efectivas en términos de control de uremia. Se objetivó una reducción significativa de urea a partir de los días 3 y 4 en el grupo del citrato (p< 0,0001). Diferencia atribuída a la mayor duración del filtro. En el grupo citrato mayores niveles de pH, Ca iónico más bajo y sodios más altos sin efectos adversos asociados (p<0,0001). Todos estos desajustes se resolvieron con éxito modificando flujos según protocolo. La vida media del circuito fue significativamente mayor en el grupo citrato. Técnica coste-efectiva.

En una revisión sistemática y meta-análisis (2.012) que incluyó 6 ensayos controlados aleatorios con un total de 488 pac (24) destacó un menor riesgo de sangrado significativo sin incremento en la incidencia de alcalosis metabólica en el grupo de pacientes tratados con citrato respecto a los tratados con heparina. La eficacia y la vida del filtro fue similar. Concluyen que el citrato es al menos tan seguro como la heparina y significativamente más barato.

En agosto de 2.015, Gattas dirige un estudio prospectivo, aleatorizado y multicéntrico con 212 pacientes comparando Citrato vs Heparina-protamina. (25). Sus hallazgos fueron: mayor supervivencia de los filtros (p<0,0004) y menor número de efectos adversos (p<0,01) en el grupo citrato. Sin diferencias respecto al nº de transfusiones, duración de la terapia, días de estancia ni mortalidad. Efectos similares en los niveles de citoquinas.

Otro estudio randomizado controlado que comparó citrato-heparina fue el de Stucker, con 113 pacientes (26). El Citrato demostró ser superior a la heparina como método para anticoagular sistemas de circulación extracorpórea en términos de dosis (p= 0,005) y vida útil del filtro (p= 0,004). Las alteraciones electrolíticas y del equ. ácido-base fueron poco frecuentes, transitorias y evitables con un protocolo estricto. Esto no se trasladó en mejora de la supervivencia a corto plazo.

En diciembre de 2015, Ming Bai publicó una puesta al día sobre los distintos ensayos controlados aleatorios "heparina vs citrato" (27). Incluyó 11 estudios y un total de 992 pacientes. En dos se utilizó heparinización regional, en el resto sistémica. En el grupo del citrato se redujo de forma estadísticamente significativa el riesgo de pérdida de circuitos y fracasos de filtros comparado con el grupo de la heparinización regional y con el de heparinización sistémica. El riesgo de sangrado fue significativamente menor que en el grupo de la heparinización sistémica, y similar respecto al de heparina regional. No se observaron diferencias significativas en cuanto a supervivencia en los dos grupos. Sus conclusiones fueron contundentes: "dado el bajo riesgo de pérdida de circuitos, de fracaso de filtros y de sangrados, la anticoagulación regional con citrato debería ser considerada mejor método de anticoagulación que la heparina en pacientes críticos sin contraindicaciones".

En resumen, la anticoagulación regional con citrato es una técnica igual de eficiente que la anticoagulación con heparina pero con un menor riesgo de sangrado. Se ha asociado también a un incremento de la vida de los filtros, menores costes y a ciertos efectos antiinflamatorios Pero no se ha demostrado impacto pronóstico.

Necesita la creación de un protocolo adecuado para simplificar el procedimiento y minimizar riesgos.

BIBLIOGRAFÍA

(1) Citrate anticoagulation in a piglet model of pediatric continuous renal replacement therapy. Nuthall, Gabrielle FRACP; Skippen, Peter FANZCA; Daoust, Christopher RRT; Al-Jofan, Fahad FRCPC; Seear, Michael FRCPC Critical Care Medicine: April 2002 - Volume 30 - Issue 4 - pp 900-903

(2) Citrate Anticoagulation for Extracorporeal Circuits: Effects on Whole Blood Coagulation Activation and Clot Formation. Calatzis A. Toepfer M. Schramm W. Spannagl M. Schiffl H. Nephron 2001;89:233–236

(3) And the winner is: Regional citrate anticoagulation. Bouman, Catherine S. C. MD, PhD. Critical Care Medicine . Volume 37(2), February 2009, pp 764-765

(4) Efficacy and safety of regional citrate anticoagulation in critically ill patients undergoing continuous renal replacement therapy. Zhang Z, Hongying N. Intensive Care Med 2012; 38: 20-28

(5) Anticoagulation strategies in continuous renal replacement therapy: can the choice be evidence based? H. M. Oudemans-van Straaten, J. P. J. Wester, A. C. J. M. de Pont, M. R. C. Schetz Review Intensive

Care Medicine February 2006, Volume 32, Issue 2, pp 188-202

(6) Anticoagulation for continuous renal replacement therapy. Semin Dial 2009 Mar-Apr; 22(2):141-5.. Tolwani AJ[1], Wille KM.

(7) Review and guidelines for regional anticoagulation whith citrate in continuous hemofiltration. H.M. Oudemans-van Straaten, Department of Intensive Care, Onze Lieve Vrouwe Gasthuis, Amsterdam 2.007. On behalf of the Nephrology and Intensive Care Committee of the NVIC (see appendix) These guidelines are approved by the Quality Committee of the Dutch Federation of Nephrology, chairman P. Terwee.

(8) Kidney Disease: Improving Global Outcomes (KDIGO) Acute Kidney Injury Work Group. KDIGO Clinical Practice Guideline for Acute Kidney Injury. Kidney inter., Suppl.2012;2: 1–138

(9) Regional Citrate Anticoagulation for Continuous Arteriovenous Hemodialysis An Update after 12 Months. Mehta R. L. · McDonald B. R. · Ward D. M. Karger, 1991, vol 93, pp 210-214

(10) Choice of replacement solution and anticoagulant in continuous venovenous hemofiltration. Palsson, R.; Laliberte, K. A.; Niles, J. L. Clinical Nephrology . 2006, Vol. 65 Issue 1, p34-42. 9p.

(11) Continuous venovenous hemodialysis with regional citrate anticoagulation in patients with liver failure: a prospective observational study. SchultheißC, Saugel B, Phillip V, Thies P, Noe S, Mayr U, Haller B, Einwächter H, Schmid RM, Huber W. Crit Care. 2012;16(4):R162

(12) Safety and efficacy of regional citrate anticoagulation in continuous venovenous hemodialysis in the presence of liver failure: the liver citrate anticoagulation Threshold (L-CAT) observational study. Torsten Slowinski et al. Critical Care 19:349. 2.015

(13) Sustained low-efficiency dialysis with regional citrate anticoagulation in medical intensive care unit patients with liver failure: A prospective study. Lahmer T, Messer M, Rasch S, Beitz A, Schnappauf C, Schmid RM, Huber W. J Crit Care. 2015 Oct;30(5):1096-100.

(14) Safety and efficacy of citrate anti-coagulation continuous renal replacement therapies in post-cardiac surgery patients with liver dysfunction. De Vico P, Messino V, Tartaglione A, Beccaris C, Buonomo C,

Talarico D, Prati P, Sabato AF, Colella DF. Ther Apher Dial. 2015 Jun;19(3):272-8

(15) Regional citrate anticoagulation in critically ill patients with liver and kidney failure. Balogun RA, Turgut F, Caldwell S, Abdel-Rahman EM .J. Nephrol 2012 Jan-Feb;25(1):113-9

(16) Morabito S, Pistolesi V, Tritapepe L et al (2013) Continuous venovenous hemodiafiltration with a low citrate dose regional anticoagulation protocol and a phosphate-containing solution: effects on acid-base status and phosphate supplementation needs. BMC Nephrol 14:232

(17) Citrate for continuous renal replacement therapy: safer, better and cheaper. Heleen M Oudemans-van Straaten .Critical Care 201418:661

(18) (CASH trial) Citrate anticoagulation versus systemic heparinisation in continuous venovenous hemofiltration in critically ill patients with acute kidney injury: a multi-center randomized clinical trial. Schilder L, Nurmohamed SA, Bosch FH, Purmer IM, den Boer SS, Kleppe CG, Vervloet MG, Beishuizen A, Girbes AR, Ter Wee PM, Groeneveld AB, CASH study group Crit Care. 2014;18(4):472.

(19) Citrate anticoagulation for continuous venovenous hemofiltration. Oudemans-van Straaten HM, Bosman RJ, Koopmans M, van der Voort PH, Wester JP, van der Spoel JI, Dijksman LM, Zandstra DF. 2009 Feb;37(2):545-52.

(20) Reduction of granulocyte activation during hemodialysis with regional citrate anticoagulation: dissociation of complement activation and neutropenia from neutrophil degranulation. Bohler J, Schollmeyer P, Dressel B et al. J Am Soc Nephrol 1996; 7: 234–241 12.

(21) Low polymorphonuclear cell degranulation during citrate anticoagulation: a comparison between citrate and heparin dialysis Bos JC, Grooteman MP, van Houte AJ et al.. Nephrol Dial Transplant1997; 12: 1387–1393

(22) Regional citrate versus systemic heparin for anticoagulation in critically ill patients on continuous venovenous haemofiltration: a prospective randomized multicentre trial. Hetzel GR, Schmitz M, Wissing H, Ries W, Schott G, Heering PJ, Isgro F, Kribben A, Himmele R, Grabensee B, Rump LC. Nephrol Dial Transplant 2011 Jan;26(1):232-9.

(23) Implementation of continuous renal replacement therapy with regional citrate anticoagulation on a surgical and trauma intensive care unit: impact on clinical and economic aspects an observational study Hafner et al. Journal of Intensive Care (2015) 3:35

(24) Regional citrate versus heparin anticoagulation for continuous renal replacement therapy: a meta-analysis of randomized controlled trials. Wu MY, Hsu YH, Bai CH, Lin YF, Wu CH, Tam KW. Am J Kidney Dis 2012 Jun;59(6):810-8.

(25) A Randomized Controlled Trial of Regional Citrate Versus Regional Heparin Anticoagulation for Continuous Renal Replacement Therapy in Critically Ill Adults. Gattas DJ, Rajbhandari D, Bradford C, Buhr H, Lo S, Bellomo R. Crit Care Med 2015 Aug;43(8):1622-9.

(26) Efficacy and safety of citrate-based anticoagulation compared to heparin in patients with acute kidney injury requiring continuous renal replacement therapy: a randomized controlled trial. Stucker F, Ponte B, Tataw J, Martin PY, Wozniak H, Pugin J, Saudan P. Crit Care 2015 Mar 18;19:91.

(27).Citrate versus heparin anticoagulation for continuous renal replacement therapy: an updated meta-analysis of RCTs. Bai M, Zhou M, He L, Ma F, Li Y, Yu Y, Wang P, Li L, Jing R, Zhao L, Sun S. Intensive Care Med 2015 Dec;41(12):2098-110